AF454685

MEMOIRE POUR LES MEDECINS
de la Chambre Royale des Univerſitez, Provin-ciales & Etrangeres, preſenté

A MONSEIGNEUR LE CHANCELIER.

MONSEIGNEUR,

Les Medecins de la Chambre Royale des Univerſitez Pro-vincials ſont ſi perſuadez que voſtre Grandeur leur ſera favo-rable quand elle aura pris connoiſſance de leur bon droit, qu'ils n'apprehendent rien tant que de ne pouvoir le luy ex-pliquer aſſez ſuccintement, & de ne pas aſſez menager la grace que vous leur avez faite de leur demander un memoire exact de ce qui concerne leur établiſſement. Pour répondre digne-ment à cette faveur, nous ſouhaiterions avoir une facilité de nous expliquer proportionnée en quelque maniere à cette haute & vaſte intelligence, avec laquelle Voſtre Grandeur développe ſi aiſément toutes les difficultez des plus grandes affaires, & perce d'une premiere vûe dans tout ce qu'elles ont de plus epineux & de plus caché. La crainte que nous avons eue de nous rendre importuns par un trop long détail nous avoit obligez à nous renfermer dans la ſimple étendue d'un Placet de quelques lignes, nous rapportant entierement à voſtre juſtice & à vos lumieres de ſuppleer tout ce qui pou-voit eſtre neceſſaire pour l'appuy d'une auſſi bonne cauſe que la noſtre. Nous eſtions trés-contens d'avoir appris de voſtre bouche que les ſollicitations de nos parties adverſes n'avoient fait aucune impreſſion ſur voſtre eſprit, & que vous ne pro-nonceriez rien ſur une affaire ſi importante qu'aprés l'avoir bien examinée. Cependant Voftre Grandeur n'a pas crû que ce fuft affez pour nous tirer de la crainte que nous avions trop legerement conceuë qu'on eût furpris fa religion, elle fouhaite encore que nous luy fourniffions d'affez amples memoires. Peut-on par une plus admirable condefcendance s'accommoder à la foibleffe de tous ceux qui ont recours à voftre juftice? Vous n'eftes pas content qu'ils ayent la liberté de s'expliquer, vous voulez encore leur donner aux dépens de voftre propre repos la fatisfaction de le faire autant qu'ils le peuvent defirer. & Voftre Grandeur ne croiroit pas leur avoir rendu une affez bonne juftice, fi elle ne l'avoit fait d'une maniere qui leur fût agreable.

Nous tâcherons donc, Monfeigneur, de reprefenter à Voftre Grandeur tout ce qui peut la porter à maintenir noftre Chambre dans l'état auquel elle fe trouve aujourd'huy, ce que nous ferons plûtoft pour obeïr aux ordres que nous en avons reçûs, que pour appuyer par une multitude de raifons un droit fi conftant & fi manifefte.

Il eft important, avant que d'entrer en matiere, de donner à Voftre Grandeur une jufte idée de la Chambre Royale des Medecins des Univerfitez Provinciales, & de luy bien faire connoiftre de quels gens elle eft compofée ; fçavoir, de Medecins de fa Majefté & des Maifons Royales, & de quelques autres Docteurs des Univerfitez Provinciales, lefquels aprés avoir juftifié de la validité de leurs Lettres, ont donné des preuves de leur capacité par une Thefe qu'ils ont foutenuë pardevant ceux que fa Majefté leur a donnez pour Juges.

Il eft bon de reprefenter auffi à Voftre Grandeur comment cette Chambre s'eft formée dans Paris, & ce qui a donné occafion à fa Majefté de la confirmer par fes Lettres Patentes, & par plufieurs Arrefts de fes Confeils d'Etat & Privé, & du grand Confeil.

Voftre Grandeur eft trés-humblement fuppliée d'obferver que de tout temps il y a eu dans Paris quantité d'habiles Medecins des Univerfitez Provinciales ; les befoins que cette grande Ville en a toûjours eu à caufe de l'affluence des peuples de toutes fortes de nations, les y ont attiré de tous pays : ces Medecins vivoient autrefois en une parfaite intelligence avec ceux de l'Université de Paris, qui les aggregeoit avec ses Docteurs, comme elle fit Maistre Anselme en 1411, Maistre Jean Chapelain Docteur de Montpellier, en 1509, Maistre Degoris Docteur de Ferrare, en 1510, & Maistre Pidoux Docteur de Poitiers, en 1588.

Il est vray que depuis l'année 1588, la Faculté de Medecine de Paris n'a plus voulu faire aucune aggregation des Medecins des Universitez Etrangeres: il est assez difficile d'en sçavoir les raisons, mais il y a bien de l'apparence qu'elle n'en a eu aucune legitime; on peut même presumer sans temerité qu'il n'y a eu que la jalousie qui l'a portée à en user de la sorte; elle n'a pû voir sans chagrin ces Medecins en vogue occuper les premieres places; c'est pourquoy elle s'est declarée leur ennemie, & ne les a traité par tout que comme des ignorans & des charlatans; elle en a même fait un si grand mépris, que quand il s'en est presenté pour s'unir à elle, elle a refusé de les recevoir, si ce n'est en les obligeant à se ranger au nombre de ses Ecoliers, & à reprendre de nouveau tous les degrez; pretention que les Docteurs de Paris veulent maintenant faire passer pour un droit constant & estably, comme ils le firent plaider au Parlement le premier Mars 1644, & qui pourtant est une pure entreprise contraire à l'honnesteté & aux bonnes mœurs, un mépris formel de l'autorité des Papes & des Rois qui ont donné à toutes les Universitez le pouvoir de faire des Docteurs qui eussent droit d'exercer leurs talens par toute la terre; & enfin une contravention manifeste aux Statuts de leur Faculté, dans lesquels est si expressément & si clairement expliqué cette alternative d'aggregation ou de reception de degrez, *nisi Licentiatum, vel Doctoratum assecutus, aut in eorum Collegium more solito cooptatus.* art. 59.

La persecution qu'ont souffert de la part de l'Université de Paris les Medecins des Universitez Provinciales qui n'ont pas voulu obeïr à une si dure loy qu'on leur vouloit imposer, les a obligez de se joindre ensemble : ils ont composé une maniere de Compagnie qui s'est perfectionnée de jour en jour, & est enfin parvenüe à l'estat où elle se trouve aujourd'huy sous le nom de Chambre Royale, qu'on peut dire avoir commencé dés le temps d'Henry IV. Car il est certain que pour lors il y avoit dans Paris des Medecins des Univerſitez Provinciales qui pratiquoient la Medecine, puiſque Henry IV. choiſit parmy eux Meſſieurs de la Riviere & Dulaurent pour ſes premiers Medecins; il y en avoit encore du Regne de Louis XIII. qui choiſit auſſi parmy eux, & prit pour ſes premiers Medecins Meſſieurs Milon & Heroüard, comme ſa Majeſté a fait de nos jours Meſſieurs Vaultier, Vallot & d'Aquain. Cette Compagnie de Medecins des Univerſitez Provinciales n'eſtoit pas à la verité dans le bon ordre où elle eſt à preſent, à cauſe de la guerre continuelle qu'elle avoit à ſoutenir contre ceux de la Faculté de Paris, qui dans les Arreſts qu'ils obtenoient contre les charlatans, faiſoient toujours gliſſer quelque choſe contre les Medecins des Univerſitez Provinciales qu'ils n'oſoient attaquer directement. Il eſt encore vray que cette Chambre n'avoit point de lieu déterminé pour ſes Aſſemblées qu'elle tenoit ordinairement chez le Syndic; mais elle ne laiſſoit pas d'avoir ſes Officiers, comme il paroiſt par un Arreſt du grand Conſeil du 14. May 1668. rendu contradictoirement entre le Syndic de ladite Chambre, & le nommé Foreſt, par lequel Arreſt il eſt ordonné que ledit Foreſt ſera adjoûté à la Liſte imprimée en 1668. Il paroiſt encore par les Lettres Patentes données par Sa Majeſté en faveur de cette Chambre, que le grand Conſeil avoit rendu pluſieurs Arreſts pour la bonne diſcipline & pour la deffenſe de cette Chambre contre les entrepriſes de la Faculté de Medecine de Paris, entre autres celuy du 14. May 1669. qui ordonne *que la Liſte des Medecins de Montpellier, Rheims, & autres Vniverſitez reſidentes dans la ville de Paris, ſeroit enregiſtrée ſur les Regiſtres du grand Conſeil;* & celuy du 10. Mars 1648. rendu contradictoirement entre les Doyen & Docteurs en Medecine de l'Univerſité de Paris, & Antoine Magdelain Docteur en Medecine de l'Univerſité de Montpellier, étably & pratiquant la Medecine à Paris, portant deffenſes aux parties de ſe méfaire ny médire dans l'exercice de leur profeſſion. Si bien que Sa Majeſté par ſes Lettres Patentes n'a que confirmé, à proprement parler, une Chambre déja établie, après en avoir connu l'utilité par les grands avantages qu'Elle & ſes predeceſſeurs en avoient tirez, auſſi bien que le public, comme il eſt declaré dans leſdites Lettres Patentes.

Voila, Monfeigneur, quelle eft la Chambre Royale des Medecins des Univerfitez Provinciales, une Compagnie de Medecins diftinguez par leur capacité & par leur merite, unis enfemble en vertu de Lettres Patentes de Sa Majefté, confirmées par trois Arrefts des Conféils d'Eftat & Privé, l'un du 12. Octobre 1679. l'autre du 15. Juillet 1682. & enfin par celuy du 8. Aouft 1684. & par un plus grand nombre d'Arrefts du grand Confeil. C'eft de cette Chambre que les Medecins de la Faculté de Paris vous demandent la caffation. Ils font fi fort occupez de ce qu'ils defirent, qu'ils ne mettent point en doute que vous ne la détruifiez fans que V. G. daigne faire la moindre attention aux motifs qui ont porté Sa Majefté à l'établir, & qui font tels que nous ofons dire qu'ils détermineroient Vôtre Grandeur à en procurer aujourd'huy l'érection, fi elle ne fe trouvoit déja faite. Ces motifs fe trouvent exprimez dans les Lettres Patentes de Sa Majefté, fçavoir

1° *Pour contribuer au bien & à l'avantage du public.*

2° *Pour empêcher que le public ne foit abusé par les ignorans & les charlatans.*

3° *Pour entretenir la paix & l'union entre tous les Docteurs en Medecine de differentes Vniverfitez.*

Ce qui eft encore digne de remarque, c'eft que Sa Majefté eftoit parfaitement informée des avantages que le public devoit recevoir de l'établiffement de cette Chambre, il ne faut que voir comme elle s'en explique dans fes Lettres Patentes. *L'affluence & le concours continüel de perfonnes de toutes Provinces & de toutes nations auroit attiré dans nôtre bonne Ville de Paris des Docteurs en Medecine de diverfes Vniverfitez, pour les traiter & gouverner dans leurs maladies : ce qui auroit efté fort avantageux non feulement au public, mais particulierement encor aux Rois nos predeceffeurs, qui ont prefque toûjours choifi pour leurs premiers Medecins des Docteurs qui auroient efté receus en diverfes Vniverfitez du Royaume, & qui s'eftoient venus établir & exercer la Medecine dans nôtredite Ville de Paris, comme nous avons auffi jugé à propos de faire pour la confervation de nôtre fanté dans le choix que nous avons fait des defunts les Sieurs Vaultier & Vallot & du Sieur d'Aquin pour nos premiers Medecins.*

Il eſt aſſez difficile d'imaginer ce qui réveille, pour ainſi dire, les Medecins de la Faculté de Paris, & d'où vient qu'après avoir regardé d'un œil tranquile pendant plus de vingt ans la Chambre Royale des Medecins des Univerſitez Provinciales, après avoir vécu en paix & dans une parfaite intelligence avec nous, ils s'aviſent aujourd'huy de nous attaquer, & de combattre nôtre Chambre ? A la verité, nous ſouhaiterions qu'ils nous fiſſent une guerre ouverte, & qu'ils nous declaraſſent ce qu'ils ont découvert de nouveau dans un établiſſement ſi beau & ſi avantageux au public, pour rompre un ſilence qu'ils ont gardé ſi longtemps. Vôtre Grandeur nous auroit très-ſenſiblement obligé ſi elle avoit jugé à propos d'ordonner à ces Meſſieurs de luy donner par écrit & de nous communiquer leurs moyens : Elle ſe ſeroit épargné bien de la peine, nous ne ſerions pas dans la neceſſité de l'importuner du recit de bien des choſes, qui, quoique très-bonnes & très-conſiderables, ne ſçauroient eſtre qu'inutiles & ſuperfluës, ſi nos parties adverſes nous attaquent par d'autres endroits que ceux ſur leſquels nous nous ferons deffendus.

Dans le malheur où nous nous trouvons d'avoir à combattre contre des ennemis qui ſe cachent, & qui ne nous portent des coups qu'à la faveur des tenebres, nous ne ſçaurions faire autre choſe pour nous parer de toute ſurpriſe, que de ſatisfaire & de répondre aux difficultez qu'ils ont ſemées dans le public, & qui nous ſont rapportées par quelques-uns d'eux ou par leurs amis.

Ce que nous entendons dire en premier lieu, qui choque les Medecins de la Faculté de Paris dans l'établiſſement de noſtre Chambre, c'eſt qu'elle autoriſe des Medecins des Univerſitez Provinciales à pratiquer la Medecine dans Paris; ils pretendent que ce droit appartient aux ſeuls Docteurs de leur Faculté, & qu'un Docteur en Medecine n'a de pouvoir d'exercer ſes talens, & de faire les fonctions de ſon Doctorat, que dans l'étenduë de l'Univerſité où il a pris ſes degrez.

Certainement, Monſeigneur, nous ſommes ſurpris d'entendre des Docteurs en Medecine parler de la ſorte de leurs

droits; nous les pririons volontiers de nous faire des cartes
des Univerſitez, afin de connoiſtre les pays où chaque Docteur peut legitimement s'eſtablir & pratiquer la Medecine,
cet ouvrage ſeroit trés-digne de leurs ſoins ; il ſeroit dau-
tant plus curieux, que c'eſt une choſe juſqu'à preſent incon-
nuë & innoüye.

Il faut que nous nous ſoyons trompez bien lourdement
dans l'idée que nous nous eſtions formée des Univerſitez :
Nous avions crû qu'elles avoient eſté eſtablies pour donner
des Sçavans à toute la terre, & que le pouvoir de pratiquer
la Medecine qu'y reçoivent les Docteurs, ne devoit point
avoir d'autres bornes ny d'autres meſures, que celles qui ſont
portées par les Lettres qu'on leur donne. Or les Lettres qu'on
expedie aux Docteurs dans toutes les Univerſitez, ne contien-
nent rien de limité ; elles leur donnent un droit general d'e-
xercer leurs talens en tous lieux, par toute la terre, *ubique
terrarum.*

Ce pouvoir de donner aux Docteurs la faculté d'exercer
la Medecine par toute la terre, a eſté accordé aux Univerſitez par les Papes, & confirmé par les Rois & par les Princes
Chreſtiens chez leſquels les Univerſitez ont eſté eſtablies. Les
Bulles des Papes, & les Lettres Patentes des erections de toutes les Univerſitez, font foy de cette verité.

Il n'y auroit meſme rien de plus abſurde, que de dire que
les Univerſitez ne fuſſent que pour certains lieux particuliers,
que pour une étenduë de pays limitée ; ce ſeroit ignorer ce
que c'eſt qu'Univerſité, que d'en raiſonner de la ſorte : les
Univerſitez ſeroient trés-mal nommées, ce ne ſeroit plus des
Univerſitez, mais des Ecoles particulieres. En effet, les Univerſitez font des Aſſemblées de Sçavans dans toutes ſortes de
Sciences, leſquels n'ont eſté ramaſſez & unis enſemble que
pour inſtruire tous ceux qui s'adreſſeroient à eux, & leur
donner enſuite des témoignages authentiques & inconteſta-
bles du profit qu'ils auroient fait dans leurs études. Pour fa-
ciliter les études de ces Sciences, & pour attirer les Etudians
de tous les endroits du monde dans les Univerſitez, elles
n'ont eſté établies que dans certaines Villes d'un abord facile,
& où on pouvoit aiſement trouver toutes les commoditez

de la vie : Ainsi, de dire que les Univerſitez ne puiſſent faire
de Docteurs que pour certains reſſorts, pour les lieux-où elles
ſont ſituées ; c'eſt dire proprement qu'elles n'ont eſté formées
que pour faire des Sçavans inutils, & qui n'auroient jamais
la faculté d'exercer leurs talens, parce que les Villes & les
pays où il y a des Univerſitez, n'ont pas beſoin d'un ſi grand
nombre de Docteurs qu'il s'y en forme. Il faut donc que ces
Docteurs retournent dans les lieux d'où ils ſont venus, &
où leurs ſervices peuvent eſtre neceſſaires, c'eſt-à-dire, que
comme de tout endroit de la terre on peut aller étudier dans
toute Univerſité, on peut auſſi de toute Univerſité retourner
en tout endroit de la terre pour y faire les fonctions de ſon
Doctorat.

Auſſi voyons-nous que tous les Parlemens reçoivent indif-
feremment au nombre des Avocats, tous ceux qui ſont licentiez en Droit en quelqu'Univerſité du Royaume qu'ils ayent
pris leurs Licences ; & que les Chaires & les Confeſſionnaux
ſont ouverts à tous les Docteurs en Theologie des autres Univerſitez, ſans que la Faculté de Theologie de Paris, ny celle
de Droit s'en formaliſent.

nous Je dis bien plus, les Papes & les Rois, en établiſſant ainſi
des Univerſitez pour fournir des Sçavans à toute la terre, n'ont
pas donné à ces Sçavans, à proprement parler, le droit d'e-
xercer leurs talens, mais ſeulement des marques & des titres
pour ſe faire reconnoiſtre tels, afin qu'on puſt avoir recours
à eux ſans crainte de ſe tromper & de ſe méprendre ; ils n'ont
fait que ſuivre le droit naturel, c'eſt-à-dire les ordres de la
Providence divine, qui n'a donné la ſcience aux hommes
qu'afin qu'elle fuſt profitable à ceux qui auroient beſoin de
ſon ſecours : *Ad utilitatem datus eſt ſermo ſcientiæ*, dit ſaint
Paul, * & qui n'a pas creé la Medecine pour celuy ſeul en
qui elle ſe trouve, mais pour les malades à qui elle eſt neceſſaires : *Propter neceſſitatem creavit illum Altiſſimus*, liſons-
nous dans l'Eccleſiaſtique. * Si bien qu'il n'y a point de ma-
lade au monde qui ne ſoit en droit d'implorer le ſecours &
l'aſſiſtance de quiconque eſt ſçavant dans cette Science ſalu-
taire que Dieu nous commande de porter par toute la terre :
labia ſapientis diſſeminabunt ſcientiam. * Il n'eſt donc point

auffi de Docteur qui par tout où il fe trouve ne foit, je ne
dis pas en droit, mais mefme obligé en confcience, de faire
part de fes confeils à tous ceux qui eftant affligez de mala-
die, les requierent & les demandent.

Les Ordonnances de nos Rois n'ont jamais mis de bornes
à un droit auquel Dieu a donné une fi grande étenduë, il ne
faut que lire l'Ordonnance de Blois, article 87. qui dit bien
que *nul ne pourra pratiquer la Medecine qui ne foit Docteur en*
icelle ; mais qui ne deffend pas à ceux qui ont acquis cette
qualité, de la pratiquer en aucun endroit du Royaume. L'Ordonnance du Roy Jean faite en l'année 1353. *Deffend aux Apo-*
tiquaires de délivrer aucun remede à qui que ce foit, s'il n'eft
licentié ou expert en la Science de Medecine, ou que ce ne foit par
exprés commandement du Phificien, c'eft-à-dire, du *Medecin*,
elle ne dit pas de telle ou telle Faculté, mais generalement
du Phificien.

Les grands voyages qu'ont fait dans les pays éloignez ceux
qui les premiers ont excellé dans ce grand Art de la Medecine, les Hyppocrates & les Galiens, les honneurs qu'on leur
a rendus en tous lieux, nous donnent affez à connoiftre que
la mefme chofe fe pratiquoit avant l'inftitution des Univerfitez, & que de tous temps les habiles Medecins ont efté bien
venus & honorez par toute la terre.

Que fi nous avions encore befoin de quelque preuve pour une
verité fi folidement établie, nous l'emprunterions des Docteurs
de la Faculté de Paris : Car dans les recherches curieufes qu'ils
ont faites de leur Ecole, & qui ont efté imprimées en l'an 1651.
la Faculté de Medecine de Paris fe glorifie d'eftre la premiere
& la plus ancienne de toutes les Facultez de Medecine de la
Chreftienté : elle fe vante d'eftre la mere de toutes fes autres,
le modele fur lequel elles ont efté formées. Dans le mefme
Livre des Recherches curieufes, la Faculté de Medecine de
Paris pretend que fes Docteurs ont le droit d'enfeigner &
de pratiquer la Medecine hors de Paris, en tous lieux & dans
l'étenduë du reffort des autres Univerfitez, ce qu'elle prouve
par une Bulle du Pape Nicolas, dont s'enfuit l'Extrait. *Decer-*
nimus ut quiquumque ex Vniverfitate veftra apud civitatem præ-
dictam, ab illis per quos confuevit licentiandis in dictis Faculta-

B.

tibus authoritate Apostolicâ regendi licentia elargiri, prout est ibi hactenus observatum, examinatus & approbatus fuerit, & ab eis hujusmodi licentiam obtinuerit in Theologia, vel juris Canonici aut Medicinæ, seu liberalium artium Facultatibus ex tunc absque examine, & approbatione publica, vel privata, vel aliquo alia novo principio regendi, atque docendi ubique locorum extra civitatem prædictam liberam habeat Facultatem, nec à quoquam valeat prohiberi nonobstantibus aliquibus contrariis consuetudinibus, vel statutis, sive velit regere, sive non, in Facultatibus prælibatis pro Doctore nihilominus habeatur. Or les Universitez qui ont esté formées sur le modele de celle de Paris, ont obtenu les mêmes privileges des Papes, qui ont esté confirmez par les Rois de France, comme on peut voir par la Bulle de Paul III. pour l'érection de l'Université de Rheims. Cette Bulle confirmée par Lettres Patentes du Roy Henry II. porte en termes formels, Que tous les Docteurs, Licentiez & Maistres de l'Université de Rheims, joüiront de tous les privileges, graces, faveurs, immunitez & prerogatives dont joüissent ceux de l'Université de Paris. *Legere interpretari, ac in eis disputare, nec non quoslibet actus gradui, seu gradibus per eos receptis convenientes exercere aliisque omnibus & singulis privilegiis, gratiis, favoribus, prærogativis & indultis quibus alii in Parisiensi, & aliis Vniversitatibus regni hujusmodi juxta illarum consuetudines & mores ad actus prædictus promoti de jure, & consuetudine aut aliàs utuntur, potiuntur & gaudent, &c.* d'où je conclus qu'il n'est rien de plus constant qu'un Docteur en Medecine, de quelqu'Université qu'il puisse estre, a droit de la pratiquer par tout où il se sera fait reconnoistre Docteur, & que par consequent les Docteurs des Universitez Provinciales ont autant de droit de pratiquer la Medecine à Paris, que ceux de Paris de l'exercer dans tous les endroits du Royaume : ce qu'asseurement ils ne souffriroient pas qu'on leur disputast.

C'est peu faire, Monseigneur, que de prouver à V. G. que les Medecins des Universitez Provinciales ont le droit de s'établir & de pratiquer la Medecine dans Paris ; cette proposition est trop claire & trop évidente, pour que personne la puisse revoquer en doute : Ce n'est pas ce droit qui rend nostre cause favorable, ce sont les grands avantages que Pa-

ris a toûjours reçûs des Docteurs des Universitez Estrangeres
qui s'y font establis. Or, pour que V. G. en puisse juger, il
n'est pas necessaire de faire icy un paralelle des Medecins des
Universitez Provinciales avec ceux de l'Université de Paris,
ny de rien rabattre du merite de ceux-cy, pour faire valoir
le merite de ceux-là; nous nous donnerons bien de garde de
taxer la pratique de ceux de l'Université de Paris; nous voulons bien qu'on mette au nombre des erreurs populaires les
fentimens defavantageux que le public a conçûs de la con-
duite d'une grande partie des Docteurs de cette Ecole. Nous
croyrions mal deffendre une bonne cause, fi pour repousser
l'injure que ces Messieurs nous veulent faire quoique fans
aucun fujet, nous nous prevalions de toutes les invectives
qu'ils ont faites les uns contre les autres; ce feroit trés-mal
menager la bien-veillance d'un Juge autant ennemy de la paf-
fion & du ressentiment des parties, qu'il est amoureux de la
verité & de la justice; il nous fuffira de faire remarquer à
V. G. que fi la Faculté de Paris avoit toûjours eu chez elle
des Fernels & des Fagons, nos Rois n'auroient pas choifi pour
leurs Premiers Medecins les Dulaurens, les Herouards, les
Milons, les Vaultiers & les Vallots; que fi les Docteurs de
Paris avoient effacé le merite de ceux des autres Universitez,
les Princes & les Princesses du Sang Royal, tous les Grands
du Royaume n'auroient pas cherché des Medecins hors de leur
Compagnie; & qu'enfin V. G. ne fe feroit pas fi longtemps
& fi utilement fervy des fages confeils du Sieur de Fref-
quierres.
    Nous difons bien plus, il n'est pas feulement avantageux
au public que les Medecins des Universitez Provinciales s'é-
tablissent & pratiquent la Medecine à Paris, c'est une chose
mefme abfolument necessaire. Nous fommes convaincus du
merite des Docteurs de la Faculté de Paris : Nous fçavons
qu'il n'y en a point de plus feconde en habiles gens : Nous
fuppofons mefme qu'on ne trouve chez elle que des perfonnes trés-fages & trés-capables; cependant il est certain que
leur nombre est infiniment plus petit, qu'il ne faudroit pour
une Ville qui contient un monde entier, & que fi on en avoit
banny tous les charlatans, tous les donneurs de remedes, il

leur seroit impossible de traiter la dixiéme partie des malades qui se trouvent dans cette grande Ville, dans laquelle il ne
sçauroit jamais y avoir un trop grand nombre d'habiles Medecins. Ainsi, bien loin qu'on doive bannir de Paris ceux qui
ne sont pas de la Faculté, il est trés-important & trés-ne-
cessaire de les y attirer & de les y retenir; & par conséquent
on ne peut pas attaquer la Chambre Royale, parce qu'elle
n'est composée que de Medecins des Universitez Etrangeres.

Or, il est encore constant qu'il faut que les Medecins des
Universitez Provinciales vivent dans l'ordre & dans la disci-
pline, il faut qu'ils y soient connus pour Medecins, qu'ils
se connoissent les uns les autres, il faut qu'ils soient distin-
guez d'avec les ignorans & les charlatans, qui sont une ve-
ritable peste publique; & c'est pour cela que sa Majesté a
estably la Chambre Royale, c'est afin qu'on connoisse ceux qui
sont veritablement Docteurs, comme elle le declare par ses
Lettres Patentes, par lesquelles elle ordonne aux Medecins des
Universitez Provinciales, de justifier de la validité de leurs
Lettres, & de donner des preuves de leurs capacitez par
une These qu'ils sont obligez de soûtenir à cet effet dans
cette Chambre.

Les Docteurs de la Faculté de Paris ne manqueront pas de
dire, que c'est pardevant eux que les Medecins des Universitez Provinciales doivent faire preuve de leurs titres & capacitez, qu'il n'appartient qu'à eux d'en juger, qu'on n'a pas
osté ce droit aux autres Universitez, lequel a mesme esté accordé à toutes les Compagnies de Medecins qui se trouvent
établies dans les Villes où il n'y a point d'Université, que
leur Faculté est plus ancienne que la Chambre Royale, &
qu'ainsi elle ne peut justement luy disputer cette prérogative.

Il est fort facile de répondre à cette objection: Il suffit
de dire, qu'il y a longtemps que la Faculté de Medecine de
Paris a abandonné ce droit; que c'est le refus qu'elle a fait
de s'en servir, qui a porté sa Majesté à le transferer à d'autres, à l'attribuer aux Medecins des Universitez Provinciales.
En effet, Monseigneur, il est porté par les Statuts de la Faculté de Medecine de Paris, article 59. Que personne ne

pourra pratiquer la Medecine dans Paris, qu'il n'y ait esté
reçû Licentié ou Docteur, ou qu'il n'ait esté aggregé dans
cette Faculté à la maniere accoûtumée. *Nemo Lutetiæ Medi-
tinam faciat nisi in hac Medicorum Schola Licentiatum, aut Doctoratum assecutus, aut in eorum Collegium more solito cooptatus,
&c.* Or, depuis l'année 1588. il est inouy que les Docteurs de
la Faculté de Medecine de Paris ayent voulu aggreger un
seul Docteur d'Université Etrangere; qu'au contraire (comme nous avons eu l'honneur de marquer à V. G.) ils n'en
ont reçû aucun parmi eux, qu'ils ne l'ayent obligé de se met-
tre au rang des Ecoliers, & qu'il n'ait pris de nouveau tous
les degrez.

Il estoit donc important que sa Majesté pourveût à une
chose si necessaire : Or le pouvoit-elle faire d'une maniere plus
raisonnable, plus juste & plus efficace qu'en donnant aux Medecins des Universitez Provinciales des Juges desinteressez
qui les traitassent équitablement, & qui jugeassent sans passion de leurs Lettres & capacitez ? Y avoit-il un moyen plus
doux, & plus asseuré que celuy-là, de faire vivre la paix si
necessaire entre les Medecins ? de faire cesser la persecution
que souffrent ceux des Universitez Provinciales de la part de
ceux de Paris ? qui bien loin de considerer qu'ils sont pour
les malades * regardoient les malades pour le profit qu'ils en
retiroient, & comme un patrimoine que des Etrangers leur
venoient enlever. Sa Majesté par cette disposition a-t-elle
fait aucun tort à ceux de la Faculté de Paris en leur ostant
un droit duquel ils refusoient de se servir ? Falloit-il donc
pour contenter l'injuste cupidité de quelques particuliers,
priver le public des secours de tant d'habiles gens dont il avoit
si grand besoin ? C'est ce qui ne tombera jamais dans la pen-
sée d'un esprit qui sçaura bien juger des choses.

Nos parties adverses disent encore que les Lettres Patentes & tous les Arrests qui les confirment ont esté surpris :
mais comme ils avancent cela sans preuve, il nous devroit
suffire de le nier suivant cette maxime, *quod gratis obiicitur,
gratis negatur.* Cependant nous ne nous en tiendrons pas là,
nous voulons bien leur faire voir qu'ils se trompent ; & pour
cet effet nous les prions de lire les Lettres Patentes de sa Ma-

* Propter
necessita-
tem creavit
illum altis-
simus.
Eccles. cap.
38.

jefté, d'en confiderer le contenu, & de nous dire enfuite ce qu'ils y remarquent qui les puiffe faire foubçonner qu'elles ayent été furprifes. La prefomption de furprife ne tomba jamais que fur les chofes qui vont à une mauvaife fin, qui tendent à appuyer le mal : Or que trouvent-ils de mauvais dans ces Lettres Patentes? Procurer le bien public, empefcher que le public ne foit abufé par des ignorans & par des Charlatans, établir la paix & l'union entre des gens d'une mefme profeffion, qu'il eft fi important qui vivent dans une parfaite intelligence, font-ce des chofes fi pernicieufes qu'il faille employer la rufe & la furprife pour y porter un Roy fi paffionné pour le bien & pour la juftice? On fçait ce que peut la malice & la temerité des efprits entreprenans : mais peut-on croire qu'elles foient affez artificieufes pour furprendre la religion d'un Prince auffi éclairé que le noftre, dont la fageffe eft toûjours attentive aux moindres chofes qui regardent le bien de fon Eftat, & qu'on le puiffe faire autant de fois que la Chambre Royale a obtenu d'Arrefts, foit aux Confeils d'Eftat & Privé, foit au grand Confeil?

Que fi ces Lettres Patentes ont efté furprifes, qu'eft-ce qui a empefché ceux de la Faculté de Medecine de Paris de s'en plaindre dans le temps? Pourquoy après avoir eux-mefmes furpris un Arreft de revocation de ces mefmes Lettres Patentes l'ont-ils abandonné? pourquoy n'en ont-ils pas pourfuivy l'execution? pourquoy font-ils demeurez plus de vingt ans dans le filence, pendant lefquels ils ont veu la Chambre Royale paifiblement établie jouir de tous les privileges qui luy font accordez par lefdites Lettres Patentes? Eft-il donc fi difficile de porter un Prince le plus équitable du monde à châtier l'infolence de ceux qui auroient ofé abufer de fon autorité, que ceux de la Faculté de Paris ayent efté obligez de s'en tenir à une premiere démarche? Le contraire fe juftifie affez par les deux Arrefts des Confeils d'Eftat & Privé, qui ont caffé cet autre Arreft qui ordonne le rapport defdites Lettres Patentes, lequel avoit efté furpris par ceux de la Faculté de Medecine de Paris.

Mais, difent les parties adverfes, ces Lettres Patentes ont efté accordées fans noftre participation, fans que nous ayons esté appellez; elles ont esté adressées & enregistrées au grand Conseil. Eh bien, quelle conséquence? Sa Majesté estoit-elle obligée de prendre avis de la Faculté pour le bien qu'elle vouloit faire à ses Sujets, à sa bonne Ville de Paris? Les Rois ont-ils fait appeller l'Université quand ils ont voulu créer des Compagnies de gens de Lettres, des Universitez, des Academies de Sçavans? Le grand Conseil n'estoit-il pas un Tribunal competant pour l'enregistrement de ces Lettres Patentes? n'est-ce pas une Justice superieure dont la Jurisdiction s'étend dans Paris comme par toute la France? Ces Lettres Patentes regardoient des Docteurs en Medecine de toutes les Universitez qui sont du ressort de differens Parlemens : des Medecins du Roy & des Maisons Royales, lesquels ont leurs causes commises au grand Conseil. Il n'y avoit donc point de Tribunal auquel elles pussent estre adressées, si ce n'est celuy dont le ressort & la jurisdiction s'étend par tout le Royaume; à quoy il faut ajoûter que le grand Conseil avoit commencé à établir l'ordre entre les Medecins de differentes Universitez, par plusieurs Arrests, dont il y en avoit mesme de contradictoire avec la Faculté de Medecine de Paris, rendu le 10 Mars 1648. Ces Lettres Patentes sont données en consequence de ces Arrests, & pour leur confirmation; il falloit donc qu'elles fussent adressées à un Tribunal dont ces Arrests estoient émanez.

Il n'y a guere d'apparence que ceux de la Faculté puissent insister sur l'Arrest qui ordonne le rapport desdites Lettres Patentes : car quel fond pourroient-ils faire sur un Arrest dont la surprise paroist manifestement?

1°. Parce qu'il est du Conseil des Finances, où ces sortes de matieres ne se traitent pas.

2°. Parce qu'il est rendu à Paris pendant que sa Majesté estoit en Flandre.

3°. Parce qu'il a esté revoqué par deux Arrests des Conseils d'Estat & Privé.

Enfin parce qu'il a esté abandonné par ceux mesme qui l'avoient surpris.

Nous ne voyons pas que les Medecins de la Faculté de Paris puissent dire autre chose que ce à quoy nous avons répondu, à moins qu'ils ne demandent d'estre rétablis dans le droit d'aggréger parmy eux les Docteurs en Medecine des Universitez Provinciales, & qu'à cet effet il leur soit permis de juger dorefnavant des Lettres & capacitez de ceux-cy, comme a fait jusqu'à present la Chambre Royale ; c'est une esperance dont nous apprenons que bien des Docteurs de la Faculté se flattent si fort qu'ils n'en peuvent retenir leur joye, jusques-là qu'ils publient que ceux mesme qui composent la Chambre Royale seront bien-tost soûmis à leur examen & à leur censure : Mais a-t-on jamais entendu parler d'une semblable pretention ? Qui pourra jamais s'imaginer que sous le Regne de Louis le Grand les choses se traitent de la forte ; & qu'un Prince si sage, si judicieux & si circonspect dans toutes ses actions, renverse ce qu'il a luy-mesme étably pour tant de bonnes raisons, lorsque ces mesmes raisons subsistent encore ?

Cependant supposons que sa Majesté trouvast à propos d'en ordonner de la forte. Si l'animosité & la jalousie des Medecins de la Faculté de Paris contre ceux des Universitez Provinciales venoit à se rallumer (ce qui pourroit arriver d'autant plus facilement qu'elle n'est pas si bien éteinte qu'il n'en reste plus que des éteincelles,) si de crainte de diminuer le nombre de leurs pratiques ils refusoient une seconde fois d'aggreger parmy eux les Medecins des Universitez Provinciales, il faudroit donc créer de nouveau cette Chambre qu'on viendroit de détruire; il faudroit sans cesse faire, defaire & refaire, & ainsi il n'y auroit point de pire condition dans Paris que celle des Medecins des Universitez étrangeres, laquelle n'auroit aucune stabilité.

Les Medecins de la Faculté de Paris feront telles protestations qu'il leur plaira d'en user comme il faut, avec ceux des UniversitezProvinciales; il est certain, Monseigneur, que jamais on ne se persuadera que ceux-là puissent estre Juges competans des Lettres & capacitez de ceux-cy, si l'on fait reflexion à la pretention qu'ont eu de tout temps les Docteurs de Paris de pouvoir seuls pratiquer la Medecine dans cette Ville ; si l'on examine les disputes, les querelles & les demêlez qu'ils ont eu à ce sujet avec les Medecins des Universitez

Provinciales, il y a une trop grande oppofition entre ces deux partis pour les pouvoir jamais approcher l'un de l'autre : jamais les Medecins de la Faculté de Paris ne dépoüilleront cette fâcheufe averfion qu'ils ont conceuë contre les Medecins des autres Univerfitez, de laquelle ils fe font, pour ainfi dire, revétus avec la robe de Docteur. Si on établiffoit les Docteurs de la Faculté de Paris Juges des Lettres & capacitez de ceux des Univerfitez Provinciales, on n'entendroit que plaintes de l'injuftice que ceux-cy pretendroient avoir receuë de la part de ceux-là, on ne verroit que Medecins dans les Tribunaux appeller des jugemens qu'on auroit fait de leurs capacitez, & du refus de les aggreger. A quoy il n'y auroit point d'autre remede que de députer des Magiftrats pour eftre prefens à la Thefe que foûtiendroient les Docteurs des Univerfitez Provinciales pardevant ceux de la Faculté de Paris, comme il fut autrefois ordonné par Arreft de la Cour de Parlement du deux Mars 1535, en faveur du nommé Jean Thibault Empyricien, qui fut condamné à fubir examen pardevant quatre Docteurs de la Faculté en prefence de deux Confeillers de ladite Cour. Or ç'a efté pour prevenir cet inconvenient, qui feroit trop frequent fi on renvoyoit les Medecins des Univerfitez Provinciales pardevant leurs parties adverfes, & fi on faifoit les Medecins de Paris Juges dans leur propre caufe, que fa Majefté à étably la Chambre Royale compofée des Docteurs des mefmes Univerfitez que ceux qui y doivent eftre receus, & qui par confequent ne leur fçauroient eftre fufpects. Temperemment bien plus doux, plus propre & plus convenable que de détourner des Magiftrats de leurs importantes occupations, autant de fois qu'il feroit queftion d'aggreger à la Faculté de Paris quelque nouveau Medecin d'une Univerfité Etrangere.

Et quand bien mefme les chofes tourneroient autrement qu'il n'y a lieu de craindre, quand les Docteurs de la Faculté de Medecine de Paris agiroient de bonne foy & avec un parfait dés-intereffement dans l'aggregation des Medecins des Univerfitez Provinciales, cette aggregation ne tourneroit qu'à la ruine de la Medecine & qu'au defavantage du public.

C

En effet il n'est point de science plus étenduë, plus difficile & plus cachée que la Medecine : pour la faire fleurir il
est necessaire que ceux qui la cultivent & qui la pratiquent
le fassent avec une extrême application, avec des soins ex-
traordinaires. Or pour les animer à un si grand & si long
travail, il est important d'exciter entr'eux une noble émulation, une genereuse envie de se surpasser les uns les autres en capacité & en lumieres, ou par la découverte de bons
& salutaires remedes : sans cet ardent desir de se signaler dans
sa profession, tous les Ars languissent, la pratique de la Medecine dégenere en une miserable routine, & se borne à l'u-
sage de quelques remedes.

Or il n'est rien de plus capable d'éteindre cette loüable
émulation qui doit regner entre les Medecins, que l'aggregation de ceux des Universitez Provinciales avec ceux de la
Faculté de Paris ; car par cette union il faut que ceux-là en-
trent dans l'esprit de ceux-cy, il faut qu'ils s'accommodent
à leurs maximes, qu'ils se soûmettent à leurs Reglemens,
qu'ils suivent leurs principes qui sont directement opposez à
la perfection & à l'accroissement de la Medecine.

Ce n'est point la passion qui nous fait parler, Monseigneur, c'est la connoissance certaine que nous avons de la
verité. Les Medecins de la Faculté de Paris ont composé
un Catalogue de remedes, un antidotaire : ce Catalogue
contient trés-peu de remedes, les Docteurs de leur Ecole
sont obligez de le suivre avec autant de religion & de scru-
pule que les Theologiens l'Ecriture Sainte ; il n'est pas moins
expressement deffendu d'adjoûter à l'un qu'à l'autre, *non ad-
detis ad verbum quod vobis loquior, nec auferetis ex eo* ; est-il dit
de l'Ecriture Sainte dans le Deuteronome * & dans saint
Mathieu * *iota unum, nec unus apex non preteribit à lege.* La
mesme deffense a esté faite aux Docteurs de Paris par un Decret de leur Faculté du 20 Juin 1637, *lectis conservis, melli
speciebus & electuariis catharcticis ; vos nequicquam addendum de-
trahendumque censuerunt,* ce qui s'observe avec tant de rigueur
qu'on ne fait pas moins qu'un crime capital à ceux qui re-
fusent de s'y soûmettre. Il n'en faut point d'autre preuve
que le traitement qui fut fait en 1609, à Maistre Pierre Paul-

mier , lequel pour avoir ufé d'autres formules que de celles de
la Faculté fut rayé du Catalogue de l'Ecole , & n'obtint de
pardon de fon crime pretendu qu'en renonçant folemnelle-
ment à tout remede de Chymie , & en s'obligeant par un fer-
ment exprés de ne s'en jamais fervir , mais de fuivre de point
en point l'ancienne methode de l'Ecole de Paris , qui fe fait un
capital d'en ufer avec la mefme rigueur à l'égard de tous ceux
qui s'écartent le moins du monde de fa pratique ordinaire ; &
qui pour mieux témoigner quel eft en cela fon zele, choifit en
l'année 1615. le 18 Octobre , jour remarquable par la Fefte de
S. Luc fon Patron, pour faire un Decret folemnel , par lequel
il fut refolu qu'on fuppliroit tous les Juges , qu'ils euffent à
punir trés-feverément tous ceux qui ordonneroient des remedes chymiques, qui les difpenferoient & les mettroient en
vente. *Cenfuit unanimi omnium confenfu ifta remedia chymica dam-
nanda, Pharmacopæis , aliifque omnibus interdicenda. Itaque idem
Collegium omnes judices precatur ut in eos feverè animadvertant
qui ejufmodi remedia præfcribunt adminiftrant, & venalia exhibent.*
Or comment pouvoir accorder ces maximes avec cet ardeur
que les Medecins doivent avoir de s'inftruire des vertus de tous
les remedes ? comment les accorder avec cet ordre fi fage que
nous avons receu autrefois de V. G. de nous appliquer à la re-
cherche des remedes qui foient capables de guerir ces grandes
& longues maladies , contre lefquelles la faignée , la caffe & le
fenné font vains & inutils ? Peut-on reduire des Docteurs en
Medecine à une plus étrange fervitude, que de leur interdire
l'ufage des chofes dont leur propre experience leur aura fait
connoiftre la bonté ? Soûmettre les Docteurs des Univerfitez
Provinciales à l'examen & à la cenfure de ceux qui ne veulent
point reconnoiftre d'autres remedes que ceux que leur Compagnie leur a prefcrits , n'eft-ce pas leur faire leur procés & les
affeurer d'un refus ? Ne lit-on pas dans ces Decrets de la Faculté de Medecine la condamnation des Medecins des Univerfitez Etrangeres, qui cherchent & qui puifent des remedes
dans toutes les fources , dans toutes fortes d'Auteurs , & qui
les employent avec tant de fuccés & au grand avantage des
malades?

Que fi V. G. qui par la vive pénétration de fes lumieres fçait

juger si parfaitement de toutes choses, trouvoit à propos d'accorder aux Docteurs de la Faculté de Paris ce qu'ils souhaitent
avec tant de passion, & peut estre contre leurs propres interests,
& vouloit pour des raisons qu'il nous est impossible de connoî-
tre, qu'ils jugeassent de la capacité des Docteurs des autres Universitez : Si vous trouviez quelque chose à redire dans un éta-
blissement qui paroist si solide, nous vous supplions trés-humblement de vouloir bien considerer que nous sommes dans la
bonne foy, que nous avons trouvé cette Chambre toute établie,
dans une paix & dans une parfaite intelligence avec ceux de la
Faculté de Paris ; que nous ne nous y sommes fait recevoir que
par obéissance aux Ordres du Roy, & par la confiance que nous
avons euë à ses Lettres Patentes & Arrests : Qu'y ayant esté reçûs, nous nous sommes établis à Paris, nous y avons transporté
nos biens & nos familles, en abandonnant les pratiques & les
habitudes que nous avions ailleurs, & renonçant à celles que
nous y aurions pû faire de nouveau. Daignez, s'il vous plaist,
Monseigneur, considerer s'il y auroit de la justice de soûmettre à une nouvelle épreuve des Docteurs de vingt & trente an-
nées de pratique, de les obliger à subir des examens, ou à soûtenir des Theses pardevant des personnes qui n'ont pour eux que
des sentimens trés-desavantageux, & qui pourroient d'autant
plus aisement les surprendre & les faire passer pour autres qu'ils
ne sont effectivement, qu'ayant depuis longtemps abandonné
la chicanne de l'Ecole pour s'attacher à la pratique, ils n'auroient plus la facilité de s'en deffendre, ny des idées aussi fraî-
ches de quantité de vaines subtilitez, que beaucoup de Docteurs
de la Faculté de Paris nouvellement sortis de dessus les bancs,
ou qui en font une étude particuliere, & qui negligent assez
souvent des choses bien meilleures & plus utiles aux malades,
pour s'entretenir ou se rendre habiles dans cette connoissance.
Nous ne doutons point, Monseigneur, que V. G. ne fasse ces
reflexions si importantes à nostre repos, & que si nous avions
esté assez malheureux de nous estre égarez par une soûmission
aveugle, & par une obéissance trop precipitée à des Ordres qui
nous ont parû si justes, vous ne fassiez plus de cas de nos sentimens si sinceres & si respectueux, que de tout ce qu'on pourroit
vous dire contre nous. Nos bonnes intentions & la droiture de

nos confciences nous feront attendre, avec une parfaite tran-
quilité, tout ce qu'il vous plaira ordonner de noftre fort, afleu-
rez qu'il ne nous fçauroit rien arriver que de favorable, de la
part de celuy qui s'eft rendu plus digne de l'amour & de l'eftime
du plus grand Roy de la terre, & de la veneration & des ref-
pects de toute la France, par fa bonté & par fa juftice, qu'il
ne l'eft par la haute Dignité dont il remplit fi noblement tous
les devoirs. Dans cette attente nous continuërons nos vœux
& nos prieres au Ciel, nous fupplirons le Dieu de la Juftice
qu'il vous comble de fes benedictions, & qu'il conferve en
vous une vie qui ne devroit point avoir de fin, fi la vertu
pouvoit recevoir une aflez digne recompenfe fur la terre.